M<sup>lle</sup> VERA GORVITZ-RUBINSTEIN
Docteur médecin, Ancien Externe des Hôpitaux de Lyon

# TRAITEMENT

DE

# L'Hématocèle Rétro-Utérine

PAR

*l'incision du Cul-de-Sac vaginal postérieur*

IMP. P. LEGENDRE & C<sup>e</sup> — LYON

# TRAITEMENT

DE

# L'HÉMATOCÈLE RÉTRO-UTÉRINE

PAR

*l'incision du Cul-de-Sac vaginal postérieur*

PAR

## M<sup>lle</sup> Vera GORVITZ-RUBINSTEIN

Ancienne Externe des Hôpitaux de Lyon

LYON

IMPRIMERIE Paul LEGENDRE & C<sup>ie</sup>

Ancienne Maison A. WALTENER

*14, rue Bellecordière, 14*

—

1900

# A MES PARENTS

# A Mademoiselle PASCHKOVSKAIA

*J'offre ce modeste travail, témoignage de mon inaltérable dévouement*

Arrivée au terme de nos études, il nous est agréable
d'exprimer à tous ceux qui les ont favorisées les senti-
ments de profonde reconnaissance que nous avons pour
eux.

C'est à M. le professeur Poncet que nous tenons à les
adresser tout d'abord. Depuis longtemps il nous a guidée
de ses conseils, et les nombreuses marques de bienveillance qu'il n'a cessé de nous témoigner nous ont fait
contracter une dette qu'il nous est doux de reconnaître
aujourd'hui, et qu'il a rendue plus grande encore en
acceptant la présidence de notre thèse.

M. le professeur Crolas a bien voulu guider nos premiers pas à notre arrivée à Lyon et nous sommes heureuse
de le prier de croire à notre profond dévouement.

MM. les professeurs Lortet, Lacassagne Lépine et
Hugounenq nous ont toujours témoigné une grande bienveillance dont nous tenons à leur exprimer aujourd'hui
tous nos remerciements.

MM. M. Pollosson et Gayet nous ont initiée à l'étude
de la chirurgie ; qu'ils veuillent bien agréer l'hom-
mage de notre reconnaissance.

M. le professeur Laroyenne, MM. A. Pollosson, Rabot
et Bérard nous ont toujours porté le plus vif intérêt et,
pendant le cours de notre externat, nous avons été heureuse
de pouvoir nous inspirer de leur enseignement. Nous les
prions de vouloir croire à notre vive gratitude.

MM. les professeurs agrégés Beauvisage, Barral et

Doyon nous ont prodigué les marques de la bienveillance qu'ils ont toujours eue pour nous et nous leur offrons l'expression de notre profonde reconnaissance.

Nous prions MM. les professeurs agrégés Condamin, Weill, Rollet et Siraud d'accepter l'expression de nos meilleurs remerciements.

Nous emportons le meilleur souvenir de nos anciens internes, MM. Gerest, Tixier, Delore, Therenot, Gallavardin, Laroyenne, Prothon, Carle, Casella, et nous leur offrons, ainsi qu'à tous nos anciens camarades, notre profonde amitié.

V. GORVITZ.

# INTRODUCTION

Le début brusque, souvent dramatique, de l'hématocèle, puis son évolution lente, accidentée parfois de complications graves, et son origine si longtemps méconnue, ont depuis trop d'années attiré l'attention des gynécologues et soulevé trop de discussions pour que nous venions apporter dans ce débat notre opinion personnelle. Notre but est plus modeste, et ce sont seulement les controverses nombreuses qui ont suscité les divers modes de traitement de l'hématocèle que nous retiendrons ici. Élève de cette école de Lyon, qui s'occupa tant des questions gynécologiques, nous avons eu l'avantage, pendant la plus grande partie de notre externat, d'assister nos maîtres dans leurs services hospitaliers, et c'est auprès d'eux, à la clinique de M. le professeur Poncet, à la clinique gynécologique de M. le professeur Laroyenne, dans le service enfin de M. A. Pollosson, que nous avons pu directement recueillir les matériaux du travail que nous présentons aujourd'hui, et baser sur leurs idées, et surtout sur les résultats de leur expérience, les conclusions que nous allons développer ici.

Bien qu'on tende à considérer l'hématocèle intra-péritonéale comme une affection rare, nous avons eu maintes fois l'occasion de l'observer. La plupart du temps, la voie suivie dans le traitement chirurgical était cette voie vaginale si souvent défendue par l'école lyonnaise. Nous avons pu en apprécier la valeur et les avantages, et nous avons été heureuse, sur les conseils de M. le professeur Poncet, d'en faire le sujet de notre thèse inaugurale.

C'est à cette question de thérapeutique que nous limiterons cette étude, dont nous chercherons à appuyer les déductions par la série des observations que nous avons pu recueillir auprès de nos différents maitres.

# CHAPITRE I

Avant d'aborder la question du traitement de
l'hématocèle par la voie vaginale, nous devons envisager rapidement, sans chercher à les approfondir,
les différents cas que nous pourrons être appelée à
examiner.

Dans un certain nombre de cas, la malade ne présente que des douleurs vagues dans les reins et le
petit bassin, que des troubles gastriques ou de la
céphalalgie, comme en donne si souvent n'importe
quelle affection de l'appareil génital de la femme.
Les troubles de la menstruation sont également
rapportés à des lésions annexielles antérieures; on
sait, en effet, que l'hématocèle ne survient ordinairement que chez les femmes qui présentaient des
lésions inflammatoires antérieures de l'appareil génital, dont les symptômes ont pu masquer ceux de
l'hématocèle qui s'est ainsi installée insidieusement.

Nous ne nous occuperons pas de savoir s'il s'agit
de troubles de l'ovulation, de reflux du sang par les
trompes, souvent favorisé par une dysménorrhée

membraneuse, comme le voulaient Alphonse Guérin, Bernutz, Ruysche. Peu nous importe qu'il s'agisse d'une pachypéritonite, dont les vaisseaux déchirés ont donné lieu à l'hémorrhagie, ainsi que le prétendent Ferbert, J. Besnier, Dolbeau. Virchow, Bernutz, ou bien encore d'une grossesse extra-utérine rompue. Huguier avait donné le nom de pseudo-hématocèle aux faits de ce genre, considérés alors comme rares. Veit, dès 1877, affirmait leur fréquence et, depuis lors, la majorité des auteurs admettent cette étiologie (Tuffier, Ricard, Routier, Schwartz, Segond, Reynier, Poncet, Terrier, Laroyenne, etc.). L'étude de ces différents points nous entraînerait trop en dehors de notre sujet, nous n'insistons donc pas.

L'examen clinique de la malade nous montre, d'autre part, dans le cul-de-sac postérieur, l'existence d'une collection peu volumineuse, peu douloureuse et qui retentit faiblement sur l'état général de la malade. Ces cas légers ne nous arrêteront pas ; on peut espérer, en effet, ainsi que M. le professeur Poncet l'a montré dans sa thèse d'agrégation, les voir rétrocéder ; le traitement médical, le repos, les résolutifs et l'antisepsie vaginale suffiront ordinairement. Nous ne devons, cependant, pas oublier que, dans certaines conditions, des considérations sociales empêchent la malade de suivre un traitement parfois de longue durée et l'obligent à recourir alors à une intervention chirurgicale. Parfois aussi, l'apparition de douleurs, ou la suppuration de la poche, nécessiteront une médication plus active.

En opposition à ces formes, absolument bénignes, nous devons signaler les formes graves, à début subit, cataclysmiques, suivant l'expression de Barnes. C'est l'inondation intra-péritonéale par rupture d'une grossesse tubaire plus ou moins avancée. D'ailleurs l'affection nous dicte en quelque sorte notre ligne de conduite. Il s'agit ordinairement d'une malade qui, sans avoir présenté autre chose que de vagues douleurs dans le petit bassin et un retard des règles de quelques semaines, est prise brusquement, pendant son travail, ou à la suite d'un effort, des symptômes d'une hémorrhagie interne, avec tendance à la lipothymie ou à la syncope. La malade est obligée de s'aliter ; le pouls est petit et dépressible, la face est pâle, les muqueuses décolorées ; parfois les extrémités se refroidissent et, si l'hémorrhagie est considérable, la malade peut être en danger de mort ; quelquefois même la mort survient. Mais, le plus souvent, la terminaison n'est pas mortelle, et le sang épanché amène au bout de quelques heures une réaction péritonéale qui va tendre à l'enkyster. La patiente étant présentée à cette période est généralement opérée d'urgence dans la crainte qu'une hémorrhagie nouvelle ne survienne et n'emporte la malade profondément affaiblie. Dans ces conditions, si l'on ne suit pas les conseils de M. le professeur agrégé Condamin, qui recommande de laisser la malade au repos absolu, afin de permettre à l'épanchement de s'enkyster plus facilement, et de laisser à l'état général de la malade le temps de s'améliorer, et si l'on veut intervenir, une seule voie s'impose sur laquelle tous les gynécologues sont d'accord ; c'est la voie abdominale. En effet, ce n'est pas encore, à proprement parler, une hématocèle qu'on veut combattre ; c'est plutôt une hémorrhagie intra-péritonéale ; donc, il faut supprimer la cause en même temps que l'on débarrasse le péritoine du sang qu'il contient et qui l'irrite. Seule, en effet, la laparotomie permet de bien voir ce qu'on fait, les lésions que l'on veut combattre et d'intervenir avec la rapidité que demandent les circonstances. Mais c'est là une forme de l'hématocèle relativement rare. Ce début dramatique ne se produit que si le péritoine est absolument sain. Il faut, d'autre part, une rupture d'une grossesse tubaire déjà avancée et surtout une déchirure du placenta non encore altéré. Or, souvent, l'hématocèle ne se produit que longtemps après la mort du fœtus, alors que la circulation dans le placenta se trouve supprimée. Le début de l'hémorrhagie sera donc lent et insidieux. C'est ce que nous trouvons quand, ces deux groupes étant mis à part, nous abordons l'étude du troisième : c'est l'hématocèle enkystée.

Collection sanguine plus ou moins volumineuse, formant en arrière de l'utérus une tumeur fluctuante, parfois aussi de consistance irrégulière, elle bombe le plus souvent dans le vagin, en effaçant le cul-de-sac postérieur. Elle repousse contre le pubis la vessie et l'utérus de telle sorte que le col se trouve porté en haut et en avant et est appliqué derrière les pubis. En arrière la tumeur vient refouler le rectum et le refoule contre le sacrum. Latéralement le sang

s'est étendu jusqu'aux parois du bassin et, par conséquent, il tend à aplatir les uretères contre les plans
musculaires sous-jacents. En haut, enfin, la collection
est fermée par une sorte de dôme qui se constitue
très rapidement. Sous l'influence, en effet, de l'action
irritante du sang, le péritoine s'est cloisonné, de
fausses membranes se sont formées, soudant les unes
aux autres les anses intestinales, et déterminant
ainsi la formation d'une paroi continue, qui ferme et
isole la grande cavité péritonéale. C'est ce point qui
est la paroi faible; le sang qui distend la poche, ainsi
que le montrent bien les accidents de compression
du côté de la vessie (rétention d'urine et troubles de
la miction), du côté des uretères, du rectum (constipation), du côté des nerfs enfin du petit bassin (né-
vralgies ou douleurs sciatiques) pourra parfois le
rompre. C'est ce que l'on rencontre par exemple,
dans les hématocèles à poussées successives.

Lé sang épanché dans l'intérieur de la cavité reste
assez longtemps liquide. En certains points, il se coa-
gule, d'où la consistance irrégulière de la masse. La
fibrine qu'il renferme se dépose sur toute la pé-
riphérie de la collection, formant ainsi une paroi
assez épaisse, composée de lamelles superposées
qui adhèrent au péritoine du petit bassin ou aux
anses intestinales. C'est là ce que l'on considère
ordinairement comme la paroi même de l'hématocèle. Poncet, Laroyenne, Condamin, Pollosson,
Fontan ont montré ce qu'il en était; vouloir enlever
ces membranes, c'est s'exposer à entraîner avec elles
une partie des organes sur lesquels elles reposent,

d'où la possibilité de perforations intestinales. Il y a donc bien plutôt cavité que véritable poche, ainsi que l'ont montré tout récemment Thévenard dans sa thèse inaugurale, et Segond au Congrès de Marseille en 1898, et il est superflu, il peut même être dangereux de vouloir, à tout prix, enlever ces fausses membranes.

Nous n'avons pas, jusqu'ici, considéré les rapports de la poche avec la trompe ; sans vouloir les discuter longuement, nous admettons l'opinion commune, que l'hématocèle n'est qu'une grossesse tubaire rompue, et nous devons nous demander, à cause des particularités qui en résultent, au point de vue du traitement, comment se comportent la trompe, le placenta et le fœtus.

La trompe forme une poche plus ou moins grande; son point de rupture, placé au niveau de l'insertion placentaire, peut être oblitéré par des fausses membranes, de telle sorte que la trompe ou bien communique avec la cavité de la poche, ou bien constitue à nouveau une cavité close. Tandis que sa paroi est généralement épaissie, on trouve toute la région qui répond à l'insertion placentaire amincie et comme transparente. Sur une malade que nous avons observée, et qui avait présenté une hématocèle antérieure, cette surface était restée très mince; elle présentait une ligne cicatricielle longue d'un centimètre environ, bordée par de petits vaisseaux de nouvelle formation. L'explication de ces phénomènes est facile; on sait, en effet, que, toujours, le placenta tend, en se développant, à envahir plus profondément les parois sur lesquelles il s'insère et les détruit en quelque sorte en les infiltrant comme le ferait un néoplasme. C'est par ce mécanisme qu'il perfore l'utérus lorsqu'il se développe sur une cica‑trice d'une incision utérine antérieure, et M. le professeur agrégé Jaboulay observait, il y a quel‑ques mois, un fait très démonstratif à cet égard.

C'est par le même mécanisme que la trompe se perfore, mangée en quelque sorte par le placenta ; ceci nous explique pourquoi la rupture de la trompe se fait au niveau de l'insertion placentaire et pour‑quoi si souvent le placenta tombe au milieu du sang collecté au lieu de persister dans la poche tubaire. Le placenta ainsi éliminé va se résorber peu à peu et il n'est pas rare, au moment de l'intervention, de ne plus le retrouver.

Quant au fœtus, il est tombé dans la collection san‑guine ou bien on peut le rencontrer enkysté dans de fausses membranes. Son sort est, d'ailleurs, toujours le même : les éléments qui le constituent se dissocient le fœtus se résorbe, et il n'est pas rare, au moment de l'intervention, de ne pouvoir constater sa présence.

En résumé, dans la forme la plus fréquente de l'hématocèle, c'est-à-dire l'hématocèle enkystée, les lésions que nous avons à combattre sont les sui‑vantes :

*a*) Collection sanguine enkystée sans paroi propre.

*b*) Trompe rompue sans placenta ou avec placenta en voie de résorption, plus rarement avec placenta intact.

Quant au fœtus, nous venons de voir qu'il n'y a pas lieu d'en tenir compte.

Signalons, pour terminer, l'infection possible de l'hématocèle et la transformation de la collection sanguine en une collection suppurée. Nous savons qu'il est souvent difficile de saisir ce passage, car l'hématocèle pure peut s'accompagner d'une température élevée, atteignant ou dépassant 39°. C'est sur la persistance de ces hautes températures, sur la douleur locale, sur l'état général de la malade, sur l'œdème prépubien, que l'on se basera pour admettre la suppuration ; mais souvent le diagnostic reste en suspens et la nature du liquide ne peut être établie d'une façon affirmative. C'est là un point qui est d'une grosse importance pour le choix de la voie que nous devons suivre et que nous allons maintenant discuter.

# CHAPITRE II

Deux voies principales se présentent à nous pour aborder l'hématocèle : la voie vaginale, et la voie péritonéale. Nous ne discuterons pas un certain nombre de cas particuliers dans lesquels la masse bombant dans un point spécial a fait employer un procédé un peu exceptionnel. C'est ainsi que Lejears, en 1895, en présence d'une hématocèle sous-péritonéo-pelvienne, la traita par l'incision ischio-rectale.

Dans d'autres cas, lorsque la collection, au lieu de bomber dans le cul-de-sac postérieur, fait saillie au-dessus du ligament de Fallope, Pozzi recommande la laparotomie sous-péritonéale (*Bulletin de la Société de Chirurgie*, 14 avril 1886). Il incise la paroi parallèlement à l'arcade crurale et décolle le péritoine pour aborder la collection par la partie adhérente au bassin. Il est, d'ailleurs, obligé de drainer par le cul-de-sac postérieur, faisant ainsi un drainage abdomino-vaginal.

Ce sont là des procédés exceptionnels que nous ne faisons que signaler.

La colpotomie fut pratiquée au début par Fewerly, en 1855 ; plus tard ce traitement, comme tout traitement de l'hématocèle, tomba dans l'oubli à cause des accidents qu'entraînait l'intervention. Ensuite Braun, Zweifel, Münd en 1885, Beifort, en 1886, préconisent la voie vaginale. Lawson-Tait, en 1886, dans *The Lancet*, publie cinq observations de succès par la même voie.

Depuis cette époque de nombreux travaux ont été publiés et nous ne citerons parmi eux que ceux de MM. Laroyenne et Condamin, de Picqué, Bouilly, Segond, Tuffier, Routier, Ricard, de Tédenat, Forgues, Grynfelt, Fontan, soit qu'il s'agisse de publications personnelles, soit que leurs idées aient été exprimées dans la thèse de leurs élèves. (Thèse de Oni, 1895).

Tous se sont élevés contre les accusations des laparotomistes pour défendre la colpotomie. Nous ne pouvons envisager successivement les arguments de chacun, nous nous contenterons de les rassembler ici.

Voyons quels sont les avantages et les inconvénients de cette intervention.

La colpotomie a l'avantage d'inciser la collection dans son point le plus déclive et, par conséquent, c'est elle qui assure le mieux le drainage de la poche hématique. Nous verrons, d'ailleurs, quels sont les différents procédés que nous devons employer. Il y a lieu, en effet, de se préoccuper, non seulement du sang collecté au moment de l'opération, mais encore du suintement qui pourrait se produire pendant la cicatrisation. Il ne faut pas oublier, enfin, que, malgré toutes les précautions prises, la poche peut s'infecter; cette infection est d'autant plus facile qu'il y aurait de la stagnation des liquides hématiques dans un point de la poche, ceux-ci constituant un excellent bouillon de culture. Il est donc important que l'évacuation puisse se faire d'une façon complète.

En second lieu, le mode de disparition de la poche hématique est celui pour lequel l'incision vaginale convient le mieux. Ce n'est pas, en effet, par bourgeonnement que cette cavité va se combler; ses parois n'ont aucune tendance à bourgeonner, et elles se soudent entre elles comme le fait toute séreuse enflammée.

Comme insiste sur ce fait M. Condamin dans les *Archives de Tocologie* de février 1895, sous le poids de l'intestin, la paroi supérieure va s'effondrer peu à peu et se souder aux parois latérales et inférieure, en même temps que les anses intestinales viendront reprendre leur place dans le petit bassin et plus spécialement dans le cul-de-sac de Douglas qui est ainsi comblé en dernier lieu. Il est donc naturel de placer en ce point la ligne d'incision.

La voie vaginale offre, en outre, une gravité incomparablement moins grande que toutes les opérations par la voie péritonéale; elle nous laisse complètement en dehors du grand péritoine, et l'infection, si elle se produit, n'aura jamais lieu que dans une poche déjà enkystée et, quelles que soient les raisons d'asepsie ou d'antisepsie que l'on puisse faire valoir, c'est là un argument qui a une valeur considérable.

Sans doute, dans le cas de collection plus latérale, on peut s'exposer, en ouvrant la poche, en particulier si l'on se sert du métrotome, à ouvrir en même temps la grande cavité péritonéale; ce n'est une complication que dans les cas d'infection ultérieure. Grâce à la tolérance particulière que présente le péritoine du petit bassin, il n'en résultera pas, le plus souvent, un grand inconvénient, et les adhérences se créeront assez vite au-dessus de cette incision.

A la suite de l'intervention, nous rencontrerons dans le fond du vagin une cicatrice plus ou moins rectiligne n'amenant, la plupart du temps, pas de déplacement des organes voisins, de l'utérus en particulier. Cependant la rétraction cicatricielle rapproche d'ordinaire l'artère utérine et l'uretère de la ligne médiane et, par conséquent, si nous sommes appelés à intervenir ultérieurement, nous devons craindre d'intéresser l'un ou l'autre de ces organes en incisant trop largement le cul-de-sac postérieur. La cicatrice souple, non douloureuse, ne gêne pas la malade, n'entraîne pour elle aucun inconvénient.

Pinard, Bouilly, Segond, Delangre (de Tournai) ont rapporté un certain nombre de cas, particulièrement démonstratifs, qui confirment pleinement l'opinion de nos maîtres lyonnais et qui prouvent que l'incision vaginale donne une cure définitive avec disparition complète des reliquats anatomo-pathologiques dont on avait voulu se servir pour combattre la voie vaginale. En outre, l'examen local démontre une intégrité telle des culs-de-sac qu'il est absolument impossible de soupçonner les graves lésions dont ils ont été le siège.

On a reproché à l'incision vaginale :

1°) D'exposer à l'infection consécutive de la poche ;

2°) D'empêcher toute action directe sur la source même de l'écoulement sanguin dans le cas où l'hémorrhagie n'est pas arrêtée.

3°) D'exposer à la possibilité d'une hémorrhagie nouvelle ;

4°) De ne pas permettre l'évacuation complète des caillots ;

5°) De laisser des lésions annexielles qu'il est impossible de reconnaître et qui peuvent exiger plus tard une nouvelle intervention ;

6°) De ne pas permettre l'ablation de la poche et de faire ainsi une opération incomplète (Terrier, Congrès de Chirurgie, 1895).

Ce sont ces arguments que nous devons étudier d'une façon spéciale.

1°) La voie vaginale expose-t-elle plus facilement que la voie abdominale à l'infection de la poche ? Nous devons tout d'abord envisager la possibilité de l'infection au moment de l'intervention. Avec les moyens d'antisepsie et d'asepsie dont nous pouvons disposer actuellement, nous estimons que l'intervention par la voie vaginale peut se faire avec autant de sécurité que par la voie abdominale. Les lavages répétés du vagin, le savonnage de cette cavité, l'emploi des mèches antiseptiques laissées à demeure permettent de pratiquer sa désinfection d'une façon suffisante. Sans doute cette désinfection n'est jamais

absolue et l'examen bactériologique montrerait sans
difficulté la persistance de germes infectieux. Mais
la clinique n'a pas besoin de l'asepsie parfaite et
l'organisme sait se défendre contre les quelques germes qui pourraient persister. L'expérience, d'ailleurs,
est là pour le prouver.

Nous avons vu enlever, par la voie vaginale, en
dehors des cas où l'on était intervenu pour l'hématocèle, tantôt des annexes malades, tantôt de petits
kystes de l'ovaire, tantôt même l'utérus et, sans
vouloir faire la statistique de ces cas qui sont très
nombreux, étant donné la fréquence à Lyon de
l'emploi de la voie vaginale, nous avons pu nous
rendre compte de la rareté des cas qui ont été suivis
de l'infection; ceci nous montre bien qu'au moment
de l'intervention la désinfection de la paroi vaginale
avait été poussée suffisamment loin.

Envisagerons-nous la question de l'infection après
l'intervention ?

Cette infection n'est pas plus fréquente que dans
le cas précédent; bien plus, la situation basse de
l'incision assure mieux que la plaie abdominale
l'écoulement des liquides dont la stagnation est une
des causes les plus importantes de leur infection.

L'antisepsie du vagin sera, du reste, maintenue par
l'emploi des mèches de gaze iodoformée ou encore
par des injections antiseptiques. Au surplus, il est
fréquent de voir les laparotomistes, lorsqu'ils tombent sur une poche étendue dont ils redoutent l'infection, faire le drainage vaginal avec un drain en
croix ou encore pratiquer le drainage abdomino-

vaginal. Par cette ligne de conduite, ne reconnaissent-ils pas eux-mêmes que l'infection consécutive de la poche n'est pas une chose aussi fréquente qu'on a bien voulu le dire, et que la voie vaginale est une excellente voie de drainage ?

2°) L'incision vaginale empêche-t-elle d'intervenir sur la source même de l'hémorrhagie ?

Nous ferons remarquer à ce sujet qu'il est rare d'intervenir sur une collection enkystée et qui saigne encore : l'hémorrhagie se produit ordinairement d'un seul coup. Sans doute on observe bien des hématocèles à poussées successives, mais c'est là la minorité des cas. Ordinairement, pendant toute la période qui s'est écoulée depuis le début de l'hémorrhagie jusqu'au moment où l'on est intervenu, l'oblitération des vaisseaux rompus a eu le temps de se faire.

Le placenta, lorsqu'on le retrouve, est en voie de résorption, parfois même il est complètement résorbé et l'hémorrhagie n'est plus à craindre. Dans ces cas, on se contentera d'inciser la poche hématique sans faire d'autre intervention. Ainsi agit-on dans l'appendicite où l'on ouvre l'abcès sans s'attacher à enlever la cause.

L'hémorrhagie persiste-t-elle ?

Si l'hémorrhagie est légère, le tamponnement de la poche avec de la gaze iodoformée ou encore avec une éponge peut suffire à assurer l'hémostase. L'éponge est particulièrement utile dans ces conditions, comme d'ailleurs dans toutes les hémorrhagies consécutives à l'intervention sur les annexes. Introduite profondément entre les mors d'une pince, elle augmente rapidement de volume et vient comprimer le point qui saigne en même temps qu'elle absorbe le sang épanché, et nous avons eu l'avantage d'apprécier les services qu'elle rend pendant notre externat chez M. le professeur Laroyenne qui fait d'elle un emploi courant.

L'hémorrhagie est-elle plus grave ?

C'est alors sur la trompe que nous interviendrons directement.

On a objecté à la voie vaginale qu'elle rendait très difficile toute intervention sur les trompes.

Martin, dans les *Monatschrift für Geburst und Gynaekolagie*, 1897, a publié une observation dans laquelle il a pu, par voie vaginale, inciser la trompe, enlever une petite môle tubaire et refermer l'organe.

Sans vouloir aller aussi loin que lui et chercher dans la chirurgie des annexes une telle délicatesse, nous ferons remarquer la facilité avec laquelle on peut enlever les trompes par la voie vaginale. M. le professeur agrégé Condamin et ses élèves ont rapporté un grand nombre de cas où les annexes furent enlevées par la voie vaginale et cette intervention est couramment pratiquée à Lyon.

Quelle conduite pourrons-nous donc tenir à l'égard de la trompe qui saigne ?

Si le doigt nous conduit sur un placenta encore adhérent, nous pourrons le décoller, faire ainsi une véritable délivrance artificielle et espérer l'arrêt de l'hémorrhagie. Le plus souvent nous séparerons avec le doigt la trompe des adhérences au milieu desquelles elle est englobée, et nous l'enlèverons en laissant une pince à demeure sur son pédicule, comme on a l'habitude de le faire pour une trompe chroniquement enflammée.

Enfin, si toutes les manœuvres de la voie vaginale sont insuffisantes et si, malgré tout, l'hémorrhagie continue, nous n'aurions qu'à avoir recours à la laparotomie abdominale. En clinique, 'ailleurs, il n'y a rien d'absolu et l'on peut être obligé d'employer d'autres méthodes opératoires lorsque les circonstances l'exigent.

Il nous reste encore à envisager la question de l'hystérectomie vaginale dans le traitement de ces hémorrhagies pour agrandir la brèche et pour intervenir plus facilement dans le petit bassin, si l'on ne veut pas avoir recours à la laparotomie.

L'hystérectomie, en effet, donne un jour énorme sur le petit bassin. Non seulement elle facilite et assure le drainage, mais surtout elle permet de mieux reconnaître la source de l'hémorrhagie. On pourra alors aller rapidement à la recherche du point qui saigne et en pratiquer l'hémostase. L'ablation des trompes deviendra notablement plus simple.

En résumé, l'hystérectomie paraît présenter de grands avantages. Cependant, nous ne l'adoptons pas, et nous croyons qu'il vaut mieux, dans ces cas, abandonner la voie vaginale pour recourir à la voie abdominale qui, elle aussi, va nous découvrir largement la région, et donner une intervention plus simple et plus rapide que l'hystérectomie.

Nous faisons, encore à l'hystérectomie une objection bien plus grave.

Nous considérons l'utérus comme un organe qui mérite plus de considération, et si l'on peut enlever sans scrupule l'astragale pour drainer la tibio-tarsienne, nous pensons qu'on pourrait choisir avec un peu plus de ménagements les moyens de drainer et d'ouvrir le petit bassin lorsque l'utérus n'est pas lésé. C'est donc à la voie abdominale qu'il faudra donner la préférence.

3º Une telle intervention laissant la trompe expose-t-elle à une hémorrhagie nouvelle ?

Nous avons, en effet, dit que nous laissions la trompe si l'hémorrhagie était arrêtée. Il est exceptionnel de voir l'hémorrhagie se reproduire dans ces conditions et il y aurait pour nous une meilleure objection à faire à ceux qui laissent la trompe : c'est d'exposer la malade à une récidive.

Nous ignorons les causes de la grossesse extra utérine, mais on sait depuis longtemps que ces grossesses peuvent se répéter chez la même femme. Nous avons eu l'occasion d'observer des cas de ce genre dans la salle Sainte-Anne, chez M. le professeur Poncet et dans le service de M. Auguste Pollosson.

Est-ce à dire que toute hématocèle puisse récidiver ?

Il n'en est heureusement rien. Sous l'influence des désordres que détermine l'hématocèle, on voit fréquemment la trompe oblitérée sur une certaine partie de son parcours par le travail de cicatrisation et ainsi l'imperméabilité du conduit nous met le plus souvent 1 'abri d'un nouvel accident.

4º On a prétendu que la voie vaginale ne permet pas l'évacuation compléte des caillots. Ce reproche ne nous paraît pas justifié : la brèche vaginale est assez grande pour assurer l'écoulement non seulement des liquides mais des caillots et débris placentaires qui peuvent flotter dans ces liquides.

Le doigt introduit dans la poche peut faciliter leur issue. Quant à ceux qui restent adhérents à la paroi, il est facile de les enlever par lecuretage de la cavité. Celui-ci peut être fait avec les curettes tranchantes qui servent à pratiquer les curetages utérins, mais ces instruments sont plutôt dangereux parce qu'ils peuvent déchirer ou perforer la poche de sorte que le curetage avec des instrument mousses est préférable M. le professeur Laroyenne, ainsi que M. Condamin se servent ordinairement d'une cuiller à soupe. On peut encore essuyer les parois de la poche avec des tampons ou des mèches de gaze iodoformée. Les caillots qui sont trop adhérents peuvent sans inconvénient ètres laissés en place : ils s'élimineront spontanément pendant le traitement ultérieur.

5º On a prétendu que l'incision vaginale ne permet pas de reconnaître l'existence des lésions annexielles et que l'on s'expose ainsi a une intervention ultérieure. Avant de répondre à cet argument, il nous faut savoir en quoi consistent ces lésions annexielles.

Nous devons reconnaître qu'elles sont fréquentes et, en interrogeant les malades, on apprend que presque toujours elles souffraient un peu du bassin. On a prétendu qu'il s'agissait alors d'ovarite chronique; la rupture des petits kystes ovariens que l'on rencontre alors ayant été accusée d'ailleurs de donner l'hématocèle. C'est généralement une lésion de la trompe qui existe. Imlach, E. Sinclair, Stevenson, dans leurs autopsies ont montré la fréquence de cette lésion et M. Condamin, dans un article sur le « Traitement des hématocèles par la voie vaginale. Nécessité de l'ablation concomitante des annexes malades » insiste aussi sur ce sujet.

Si donc on peut admettre avec Labadie-Lagrave, avec Legueu, Segond, que ces lésions sont légères, et qu'elles pourront guérir spontanément, ou par le traitement médical, il n'en est pas moins vrai qu'elles existent et que l'examen des trompes doit être fait dans la mesure du possible. Cette exploration par le vagin peut être pratiquée dans la majorité des cas et la trompe sera enlevée si les lésions sont assez accusées pour justifier cette intervention.

Nous avons vu tout à l'heure qu'il était possible d'intervenir sur la trompe par le vagin et nous ne nous arrêterons pas plus longtemps à discuter ce point de technique opératoire.

6⁰ On a enfin objecté que l'incision vaginale ne permet pas l'ablation de la poche (Terrier, Congrès de chirurgie, Paris 1895).

Nous avons vu plus haut comment était constituée cette poche ; en bas et sur les côtés, elle est formée par des lames de fibrine qui recouvrent le péritoine et lui adhèrent plus ou moins intimement ; en haut la cavité est formée par des adhérences qui ont uni les anses intestinales et sur lesquelles sont venus se greffer des dépôts de fibrine. Voilà la constitution de cette poche et, avant de savoir comment nous pourrons l'enlever, nous devons nous demander s'il faut l'enlever.

Ces lamelles adhèrent d'une façon très intime aux organes qu'elles recouvrent ; on s'expose, en voulant les extirper, à ne détacher que les couches superficielles ou bien à aller trop profondément et à déchirer ou à perforer l'intestin ou le rectum. On peut encore briser les adhérences intestinales et faire communiquer la poche hématique avec le grand péritoine. On s'expose enfin à déchirer le muscle utérin, et à créer ainsi une hémorrhagie qui nécessiterait l'hystérectomie. D'autre part, ces fausses membranes ne sont généralement pas assez épaisses pour empêcher l'effondrement de la paroi supérieure de la poche sous la pression de l'intestin, et, par conséquent, pour entraver l'oblitération de la cavité. Laissées en place, elles ne paraissent pas favoriser l'infection; même, au contraire, elles la limiteraient dans le cas où elle se produirait.

Pour toutes ces raisons nous croyons qu'il n'y a pas lieu de chercher à pratiquer cette décortication et de s'occuper de savoir si ce serait plus facile par la voie vaginale ou par la voie abdominale.

En résumé nous voyons qu'à côté d'avantages certains, la colpotomie ne présente pas d'inconvénients sérieux. Examinons ce qu'il en est de la laparotomie.

La laparotomie fut préconisée dès 1883 par Lawson Tait, et fut au début vivement combattue par Gusserow, Martin, Schoeder, Lee Morill, Mac-Lean ; de-

puiscetteépoque,elle a fait l'objet de discussions nombreuses ; elle l'est encore actuellement. Bien que
Chaput , Reynier en France, Sanger, Duhrsen,
Rossier, Fehling, Taylor, Muret, Henrotay, Giglio la
défendent énergiquement, un certain nombre de chirurgiens, d'abord partisans de cette voie, l'ont ensuite
abandonnée. Routier, après l'avoir soutenue vivement,
est revenu à la voie vaginale. Delangre (de Tournai), après avoir rapporté au congrès de chirurgie
de Paris, en octobre 1899, neuf cas d'hématocèle
observés de 1892 à 1896 et traités par la laparotomie,
a, depuis cette dernière époque, employé systémati-
quement la voie vaginale.

Les avantages de la laparotomie nous paraissent
avoir été exagérés. On a prétendu qu'elle donnait
plus de sécurité au point de vue de l'asepsie ; il est
en effet plus facile de désinfecter la paroi abdominale que la paroi vaginale.

L'expérience de nos maîtres dans les hôpitaux
nous a cependant prouvé qu'on pouvait arriver à
obtenir une désinfection du vagin suffisante pour res-
ter à l'abri de l'infection.

On ne peut nier que la laparotomie donne un jour
plus grand et montre mieux les lésions, permettant
ainsi d'intervenir avec plus de sécurité ; mais il ne
faut pas se laisser éblouir par cette affirmation.

Nous avons déjà vu qu'il était possible, par le cul
de sac postérieur, d'enlever les trompes malades.
D'autre part, nous avons vu ce qu'il fallait penser de
la poche de l'hématocèle et de la conduite à tenir à
son égard ; nous ne reviendrons pas sur ce point. Si

la laparotomie donne beaucoup plus de jour que la colpotomie, dans la majorité des cas, cette dernière nous paraît largement suffisante au point de vue pratique, et, dans les quelques rares cas où cela serait nécessaire, il n'y aurait pas lieu d'hésiter à pratiquer la laparotomie.

Par contre, la laparotomie nous présente de graves inconvénients. Tout d'abord, elle expose à l'infection du grand péritoine par le sang collecté. Delangre, dans ses neuf cas, a observé un décès par péritonite septique, et, sur deux autres malades, il fut obligé de faire l'hystérectomie vaginale pour drainer largement la région.

De nombreux auteurs ont rapporté des cas analogues. C'est que le sang épanché peut tantôt s'infecter spontanément, tantôt être infecté par l'opérateur. Il en résulte alors des accidents d'une gravité autrement plus grande si l'on était intervenu par l'abdomen. C'est là un fait qui s'impose et nous croyons qu'il n'y a pas lieu, par cela même, d'insister plus longuement.

La laparotomie présente d'autre part un inconvénient assez grand au point de vue de l'infection de la poche : elle ouvre une collection sur un point haut situé et les liquides enfermés dans la poche s'écouleront d'une façon défectueuse, puisque seul le drainage et les matériaux de pansement assureront son issue par une aspiration capillaire.

Donc, pour assurer leur évacuation, il faudra drainer largement la poche, soit avec des drains, soit mieux avec des mèches de gaze qui absorbent les liquides au fur et à mesure de leur production. Ce drainage devra être longtemps prolongé et, à moins de le faire par le vagin, on ne peut songer à cause de lui à suturer la paroi abdominale ; il en résulte un accident qui ne manquera pas de se produire quelque temps après l'opération. Les plans aponévrotiques de la paroi n'ayant pu être rapprochés après l'intervention, la brèche abdominale sera fermée par une cicatrice molle qui se laissera distendre par les anses intestinales et dont la cure nécessitera une nouvelle opération.

On peut encore objecter que la laparotomie laisse après elle une cicatrice visible à l'extérieur. Certes, cette considération d'esthétique n'a pas une très grosse importance, mais il y a lieu néanmoins d'en tenir compte, surtout chez les personnes jeunes.

Toutes ces considérations peuvent s'appliquer soit à l'hématocèle ordinaire, soit à l'hématocèle suppurée.

On a prétendu que la laparotomie s'imposait dans une forme spéciale de cette affection ; nous voulons parler de l'hématocèle à poussées successives. Dans ces conditions, en effet, on se trouve en présence d'une trompe qui continue à saigner, et l'on a dit qu'il était dangereux dans ces conditions de ne pas explorer les annexes et de laisser ainsi en place une trompe qui saigne encore.

En parlant de la possibilité d'intervenir sur les trompes par la voie vaginale, nous avons dit que l'on était en droit d'espérer, si l'hémorrhagie était légère, de l'arrêter par le tamponnement.

Nous croyons que la même ligne de conduite peut être suivie avec succès dans le traitement de cette forme de l'hématocèle ; nous n'en voulons pour preuve que le cas suivant dû à M. Segond qui le présenta à la Société de chirurgie et plus tard au congrès de Marseille.

Il s'agissait d'une jeune femme atteinte d'hématocèle avec poussées hémorrhagiques successives. La tumeur faisait une forte saillie dans le cul de sac postérieur. La malade, très anémiée, avait un état général très inquiétant. Segond incisa le cul de sac postérieur, réséqua la trompe, tamponna la cavité. La malade guérit rapidement ; elle fut revue trois ans après : toute trace des lésions avait disparu.

Ces différentes considérations nous conduisent au parallèle suivant :

La laparotomie est une opération grave, la colpotomie, au contraire, est une intervention bénigne.

La 1re peut être faite aussi aseptiquement qu'il est possible de l'espérer ; la seconde est accompagnée d'une désinfection moins grande, mais pratiquement bien suffisante.

La laparotomie permet plus facilement la découverte des lésions ; la colpotomie cependant peut être terminée par leur ablation.

La laparotomie assure moins bien le drainage que la colpotomie.

La laparotomie expose à l'éventration.

Cette comparaison nous paraît toute entière à l'avantage de la colpotomie et nous conduit ainsi à la conclusion suivante :

Quelle que soit la forme de l'hématocèle, sauf s'il s'agit d'inondation péritonéale foudroyante, cette étude comparée de la voie vaginale et de la voie abdominale est toute en faveur de la première. Opération simple, peu grave, drainant bien la collection, ne laissant pas de cicatrice, la voie vaginale nous paraît la méthode de choix dans l'hématocèle enkystée. Nous ne voulons pas prétendre que, dans tous les cas, elle seule devra être employée ; dans certaines circonstances, il sera nécessaire de la compléter par l'incision abdominale. Mais quel est le procédé opératoire qui puisse avoir la prétention de s'appliquer à tous les cas que l'on peut rencontrer en clinique ?

# CHAPITRE III

La colpotomie étant décidée, nous allons rapidement décrire les différents modes opératoires employés jusqu'à ce jour. Nous ne nous attarderons pas à discuter la question de la désinfection préalable du vagin ; elle est la même, quelle que soit l'intervention que l'on veuille pratiquer ; mais, dans le cas d'hématocèle, il faut la faire avec des soins encore plus minutieux dans la crainte d'infecter la poche.

La pratique des gynécologues varie un peu dans la façon d'inciser le cul-de-sac postérieur.

M. Laroyenne et ses élèves se servent du trocart préconisé par lui, pour aborder toute collection vaginale.

Le col de l'utérus, étant saisi avec une pince, est attiré en haut et maintenu exactement sur la ligne médiane par l'aide qui, de l'autre main, appuie à travers la paroi abdominale sur la collection, de façon à la faire saillir davantage dans le cul-de-sac postérieur. Ce dernier se trouve, par cette double manœuvre, suffisamment étalé et, au lieu de déprimer la paroi postérieure avec une valve de Syme, par exemple, on se contente de la refouler avec les deux doigts de la main gauche qui sont introduits dans le vagin jusqu'au contact du col et qui vont servir à guider le trocart. Celui-ci est conduit de la sorte jusque dans le cul-de-sac postérieur et sera enfoncé sur la ligne médiane, au niveau de l'insertion du vagin sur l'utérus. L'aide, à travers la paroi abdominale, empêche la collection de fuir devant l'instrument ; c'est là un accident qu'il faut toujours redouter, car il a le gros inconvénient de faire glisser la pointe à droite ou à gauche de la ligne médiane, au voisinage des uretères qui pourraient être lésés dans le temps suivant.

Le trocart ayant pénétré dans la poche, un léger suintement sanguin se produit qui augmente lorsque, le trocart étant retiré, la canule qui l'entoure reste seule en place. Sur la gouttière de la canule, on fait alors glisser le métrotome qu'on fait pénétrer plus ou moins profondément dans la poche sanguine ; la canule est enlevée à son tour. On incise alors sucessivement chacune des moitiés du cul-de-sac postérieur en retirant à soi le métrotome en même temps que l'on dégage la lame de l'instrument. On obtient ainsi une incision qui a à peu près les dimensions transversales du col.

On voit que ce manuel opératoire est analogue à celui que l'on suit pour ouvrir une salpingite suppurée.

Le doigt introduit dans la cavité facilite la sortie des caillots. Avec une cuiller à soupe, on fait un véritable curetage de la poche ; si la trompe saigne, si

elle est facilement accessible au doigt, on l'enlève ;
dans d'autres cas, il faudra la dégager des adhérences
au milieu desquelles elle est perdue. Une pince est
appliquée à la base de la trompe et laissée à demeure
après la section de celle-ci ; une éponge est alors
introduite à cheval sur la brèche vaginale, la plus
grosse partie de l'éponge faisant saillie dans la poche,
la plus petite tombant dans le vagin.

MM. Poncet, Pollosson, Delangre, Fontan, etc,,
interviennent de la façon suivante :

Le col étant attiré en haut avec une pince, la paroi
postérieure du vagin est refoulée en bas par les doigts
ou par une valve. On incise d'abord la muqueuse
vaginale, soit au bistouri, soit au ciseau ; dans un
second temps, on ouvre de la même façon la collection ; la poche est débarassée de son contenu, et les
caillots adhérents sont enlevés à la curette ou empor-
tés par des tampons ou par des mèches avec lesquelles on frotte les parois de la poche. Le drainage
est assuré par un drain simple, par un drain en croix
entouré de gaze iodoformée ou, simplement, par des
mèches de gaze.

Laquelle des deux méthodes opératoires est préférable?

Nous croyons qu'il vaut mieux ne pas se servir de
métrotome, dont cependant nous avons pu apprécier
l'utilité lorsqu'il s'agit de collections haut situées.
Mais quant aux collections bombant dans le vagin,
leur incision au bistouri ou au ciseau expose moins à
la section de l'artère utérine ou de l'uretère.

Cet accident est particulièrement à redouter lorsqu'on est déjà intervenu une première fois sur lecul-de-sac postérieur, car la cicatrice attire en-dedans l'uretère et l'utérine et les expose à une blessure.

Quant au meilleur mode de traitement ultérieur, il est fort discutable.

L'éponge a l'avantage de très bien absorber les liquides; en se gonflant, elle remplit mieux la poche; par la pression qu'elle exerce sur les parois de l'orifice, elle dilaterait celui-ci. Mais elle a un inconvénient énorme à côté de ses avantages qui ne sont pas si accusés qu'on pourrait le croire au premier abord. Elle fait, en effet, une obstruction absolue de l'orifice, expose à la stagnation des liquides derrière elle, et, par suite, à leur infection.

Nous avons, d'ailleurs, pu nous rendre compte nous-même de la fréquence de celle-ci. En effet, après l'intervention, la température s'élève d'une façon à peu près constante, elle atteint et dépasse 39° dans les jours qui suivent l'opération. Ordinairement, le troisième ou le quatrième jour, cette élévation de la température oblige à retirer l'éponge. Sans doute la température retombe le plus souvent immédiatement après, mais il n'en est pas moins vrai que l'on a placé la malade dans des conditions favorables à son infection.

Le drainage par des drains en croix ou par des mèches de gaze, ne présente pas cet inconvénient et nous paraît préférable à cet égard.

Plus tard il faudra maintenir la désinfection du vagin par des lavages antiseptiques, et surtout assurer la perméabilité de l'orifice. On l'obtiendra soit par des mèches de gaze ou par un drainage, soit par le maintien mécanique de la béance de l'orifice. M. Poncet laisse le drain à demeure aussi longtemps que persiste la poche.

M. le professeur Laroyenne emploie des mèches de gaze que l'on introduit dans la plaie et que l'on change toutes les fois qu'elles tombent ou qu'elles sont souillées. Cette méthode a l'inconvénient d'être un peu douloureuse et, surtout, les malades peuvent ne pas s'apercevoir de la chute de la mèche qui reste dans le vagin, l'orifice s'oblitère alors trop tôt et une nouvelle intervention peut devenir nécessaire.

M. Auguste Pollosson maintient l'orifice béant en le dilatant de temps en temps, soit avec les doigts, soit avec des bougies d'Hegar. Cette pratique ne nous paraît pas supérieure au drainage.

Dans tous les cas, la conduite à tenir à l'égard de la poche est toujours la même ; qu'elle soit infectée ou non, il est inutile et même dangereux de faire dans son intérieur des lavages avec des solutions aseptiques ou antiseptiques. La conduite à tenir ici est la même que dans toute poche péritonéale. En effet, l'expérience a montré depuis longtemps que les lavages des poches intra-péritonéales, quel que soit leur siège, non seulement ne favorisent pas leur guérison, mais encore la retarde. Les solutions paraissent empêcher le retrait de la poche, la tendance au bourgeonnement dans ces parois, qui naturellement bourgeonnent mal, de telle sorte qu'elles ne tendent plus à s'accoler. Il faudra donc se borner à assurer, par des moyens mécaniques, l'écoulement des liquides et empêcher par des moyens antiseptiques l'infection ascendante par le vagin. Les lavages de la poche ne devront même pas être pratiqués, s'il s'agit d'hématocèle suppurée, le drainage large étant suffisant dans ce cas.

Ce point est l'objet de controverses nombreuses, un certain nombre d'auteurs étant partisans des lavages répétés, et nous voyons, par exemple, Melon, dans sa thèse, recommander des lavages désinfectants toutes les trois heures.

Tous les auteurs sont d'accord, cependant, sur ce fait qu'il faut employer les solutions faiblement antiseptiques pour qu'elles ne soient pas toxiques, car il faut craindre la stagnation des liquides et leur résorption. Dans ces conditions les lavages ne pourraient agir que d'une façon mécanique; or il est bien recommadé de les faire doucement avec des pressions faibles et, de la sorte, on ne peut entraîner que les liquides stagnants; c'est pourquoi nous ne voyons pas les avantages que l'on peut retirer de ces lavages, étant donné le traumatisme que détermine l'introduction des sondes (irritation et érosions légères de la poche et résorption secondaire) et nous estimons qu'il vaut mieux s'attacher à faire des insisions déclives pour permette plus facilement l'écoulement des liquides qui sera encore mieux assuré par le drainage ou par l'aspiration au moyen de mèches de gaze iodoformée.

Parmi les accidents qu'on peut avoir à traiter au cours d'une hématocèle, il y a lieu de distinguer les accidents immédiats, qui peuvent se produire au moment de l'intervention, et les accidents tardifs dont l'apparition pourra être de date très variable.

Les accidents au moment de l'intervention sont des hémorrhagies, des blessures de l'utérus, des blessures de l'uretère, la rupture de la poche.

Les hémorrhagies peuvent provenir de diverses sources ; tantôt, c'est l'incision vaginale même qui saigne dans l'intérieur de la cavité, ce qu'il ne faudra pas confondre avec une hémorrhagie de la trompe.

L'examen au speculum nous montrera immédiatement le siège de cet accident. Il existe, en effet, quelquefois, dans la paroi du cul-de-sac postérieur du vagin, des artérioles qui relient à la circulation utérine la circulation vaginale ; intéressées par la section, elles fournissent un petit jet de sang, qu'il est assez facile d'apercevoir, lorsque le vagin est distendu par le speculum. Il suffira alors de les serrer momentanément entre les mors d'une pince ; ou bien les mèches qu'on emploiera pour drainer la poche, en comprimant un peu l'orifice de section, feront elle-mêmes l'hémostase.

Lorsque l'hémorrhagie vient de l'utérine elle est bien plus considérable. La blessure de l'utérine est un accident rare ; il est exceptionnel de la rencontrer lorsque l'incision a été faite au ciseau ou au bistouri ; lorsqu'on a employé le métrotome, on l'a signalée plus fréquemment. Encore faut-il qu'il y ait eu déplacement des vaisseaux par une rétraction cicatricielle, ou bien que le trocart ait glissé sur la collection au moment de la ponction, et pénétré à une certaine distance de la ligne médiane. Quel que soit le mécanisme, il en résulte une hémorrhagie abondante, mais dont on se rend maître assez facilement. On peut chercher à pincer l'artère et à la lier, ou, plus simplement, à laisser une pince à demeure. Mais il faut se méfier, dans ce cas, des différents organes qui peuvent être saisis par la pince. On doit craindre, en effet, à cause du voisinage de l'utérine et de l'uretère, que celui-ci n'ait été saisi en même temps et que ces lésions ne déterminent des accidents ultérieurs.

L'hémorrhagie peut encore être fournie par la rupture tubaire ; ce dernier accident, est en réalité, rare, l'hémostase s'étant faite spontanément pendant la période qui a précédé l'intervention. Si l'hémorrhagie est faible, le tamponnemeut de la poche avec de la gaze ou avec une éponge suffit, dans quelques cas, à assurer l'hémostase. Si l'hémorrhagie est plus abondante, ou si elle persiste, il faudra intervenir directement sur la trompe, chercher à la débarrasser de son placenta ou, tout simplement, la détacher des fausses membranes qui l'englobent et l'enlever en mettant une pince à demeure sur son pédicule.

S'il est impossible de pratiquer l'hémostase directe de l'artère utérine, il est inutile de chercher à découvrir le vaisseau en se donnant du jour par des débridements. Le voisinage de l'uretère rend la région dangereuse et il est un moyen plus simple d'obtenir dans ces conditions l'hémostase; il suffira de faire de la compression locale au moyen de mèches;

les éponges, dans ce cas particulier, rendent de très grands services, parce qu'elles s'imbibent de sang, augmentent suffisamment de volume pour exercer une compression forte et assurer l'obstruction parfaite de toute la tranche de section. Mais il ne faut pas les laisser en place trop longtemps, à cause de la rétention des liquides qui se fait derrière elles et qui pourrait prédisposer à l'infection.

Nous n'envisagerons que ces trois groupes d'hémorrhagie. Le suintement sanguin sur les autres parois de la poche, lorsqu'il se produit, est toujours faiblé et ne nécessite pas de traitement. Au surplus, si nous nous trouvons en présence d'une hémorrhagie abondante et persistante, ne cédant pas aux moyens que nous avons indiqués ci-dessus, il faudra chercher à voir et à aborder le point qui saigne par la laparotomie abdominale.

La blessure de l'uretère se produit dans les mêmes conditions que la blessure de l'artère utérine et coexiste la plupart du temps avec elle, les blessures de l'uretère étant rares.

La fistule uretro-vaginale qui en résulte ne nécessite pas de traitement immédiat. Il importe tout d'abord de laisser se faire la cicatrisation de l'hématocèle ; on interviendra ultérieurement par les diverses méthodes qui ont été préconisées dans ces cas, et sur lesquelles nous ne voulons pas nous attarder ici.

La blessure de l'utérus est ordinairement consécutive aux manœuvres que l'on fait pour détacher des fausses membranes qui pourraient lui être adhérentes ; ou bien l'utérus peut être lésé au moment de la ponction lorsque son fond se trouve en position anormale. L'hémorrhagie qui en résulte est d'intensité moyenne, mais pour éviter des accidents ultérieurs possibles, en même temps que pour assurer définitivement l'hémostase, on aura recours au traitement radical, à l'hystérectomie vaginale qui, à notre avis, est indiquée seulement dans ce cas là.

La rupture de la poche est consécutive aux manœuvres que l'on peut chercher à faire pour enlever les fausses membranes qui doublent le plafond de la collection et l'on détermine alors une communication soit avec une anse intestinale, soit avec le grand péritoine. La fistule intestinale peut, lorsqu'elle est de petite dimension, guérir spontanément en même temps que s'opère la disparition de la poche. Si la perte de substance est plus considérable, la fistule persiste, elle résiste d'ordinaire aux tentatives que l'on peut faire et nécessite l'intervention directe sur l'intestin et la résection du segment perforé.

La communication avec le grand péritoine peut être sans inconvénients lorsqu'il s'agit d'une hématocèle simple, et la pénétration d'un peu de sang dans le péritoine est suivie de son enkystement ou de sa résorption rapide; l'oblitération de l'orifice se fait ensuite spontanément. Les accidents, par contre, peuvent être graves, s'il s'agit d'une hématocèle suppurée.

Les accidents ultérieurs sont l'hémorrhagie et l'infection.

L'hémorrhagie, lorsqu'elle se reproduit quelques

jours après l'intervention, sera traitée par les procédés que nous avons déjà indiqués.

L'infection, d'après un certain nombre d'auteurs,
se produirait ici plus facilement que dans des in-
terventions par laparotomie. Nous avons indiqué
plus haut ce que nous pensions de cette accusation.

L'infection sera prévenue par le drainage large de
la poche et par des lavages du vagin.

Lorsqu'elle s'est déclarée, que doit-on faire ?

Un certain nombre de gynécologues préconisent,
dans ces cas, les lavages de la poche. Segond recommande les lavages journaliers. Nous estimons qu'il
n'y a pas lieu de traiter cette suppuration autrement
que n'importe quelle pelvi-péritonite suppurée, et
le danger ne peut survenir ici que dans le cas de
rétention des caillots, offrant un excellent milieu de
culture. C'est pourquoi nous estimons que l'évacuation complète des caillots et le drainage large sont
des moyens de traitement suffisants. On a encore
proposé, dans ces conditions, l'hystérectomie vaginale ; c'est là un très gros sacrifice que l'on impose
à la malade, et qui pourra être évité dans la majorité des cas, si le drainage est bien assuré.

# CHAPITRE IV

Pour juger de la valeur du traitement de l'hématocèle par l'incision du cul-de-sac postérieur, il nous faut rechercher quels sont les résultats qu'on a pu observer par les divers modes de traitement.

Faire, à ce propos, une statistique exacte est extrêmement difficile ; aussi, parmi les cas que rapportent les auteurs, il en est un certain nombre dont la gravité a pù nécessiter une opération d'urgence, c'est-à-dire la laparatomie, et qui ne peuvent être comparés an point de vue des résultats ultérieurs, avec les cas simples dans lesquels on peut choisir le mode de traitement ; aussi nous n'avons eu pour but que de rechercher et d'examiner les résultats fournis à un certain nombre de chirurgiens par la colpotomie, dans les hématocèles ordinaires.

Nous ne chercherons donc pas à établir de comparaison entre le traitement médical et la voie qui nous occupe ; ce sont deux méthodes qui se complètent, qui se succèdent, plutôt qu'elles ne s'opposent, et nous supposerons que le traitement médical a été

institué et que son inefficacité ou des considérations pressantes ont nécessité une intervention chirurgicale.

A laquelle des deux méthodes chirurgicales les
résultats fournis par la statistique donnent-ils donc
la préférence ?

Parmi toutes les observation que nous avons pu
recueillir ici, nous avons trouvé un nombre res-
treint de cas traités par la laparotomie. Les résultats obtenus ont été, le plus souvent, assez bons,
et les résultats publiés par différents chirurgiens
montrent que la voie abdominale est très dé-
fendable. Mais la laparotomie est une opération
grave qui peut être suivie d'accidents nombreux, et
si nous démontrons que la voie vaginale donne d'aussi
bons résultats définitifs, qu'elle est moins grave,
qu'elle présente moins d'accidents ultérieurs, nous
pourrons la considérer comme l'opération de choix
lorsque nous voulons recourir au traitement sanglant.

Nous allons rapporter tout d'abord un certain
nombre de résultats déjà publiés, puis nous expose-
rons nos cas personnels.

Melon, en 1888, apporta trois cas personnels; une
fois il y avait eu guérison sans accident ; dans les
deux autres au contraire survint de la suppuration.
Celle-ci fut bénigne et la guérison fut définitivement
obtenue.

Lért dans sa thèse fournit un cas terminé par la
guérison, mais la malade étant sortie trop tôt, la
poche se referma et suppura ; il fallut réintervenir
pour obtenir une guérison définitive.

Thévenard publie dans sa thèse 56 cas ; il a eu 53 succès. Deux malades présentèrent de la suppuration ; une malade opérée dans un état grave mourut.

Rosenblat, la même année, fournit cinq cas, parmi lesquels deux cas d'hématocèle suppurée ; quatre cas se terminèrent par la guérison définitive. Notons qu'il recommande dans ces cas les lavages fréquents de la poche avec une solution antiseptique.

Une fois il eut une récidive et réintervention un an après. La collection siégeait à gauche la première fois, et à droite la seconde. La guérison définitive fut obtenue.

Fonvielle donne onze cas, dont 4 suppurés ; la guérison fut obtenue sans incident. Dans un cas on pratiqua le morcellement de la poche.

Binaud, 1891, rapporte deux observations ; dans un cas, il fit l'hystérectomie, dans l'autre il eut une récidive, et dut réintervenir, toujours par le vagin.

Il est vrai de dire que, sans prendre parti pour l'une ou l'autre voie, Binaud paraît singulièrement favorable à la colpotomie.

Vallaert, Lille 1894, donne deux cas traités avec succès par la laparatomie.

A l'étranger, Daszkiewicz, thèse de Breslau, a eu trois cas personnels avec trois succès.

Zweifel a rapporté dans un premier article des *Archives fur Gynecol.*, 129 cas ; il eut 105 succès ; par contre il rapporte 24 morts. Seulement il faut tenir compte de ce fait que ces observations portent sur une époque déjà éloignée, et où toute interven-

, tion donnait une mortalité assez élevée. Peu de temps après, il rapportait un cas nouveau avec guérison.

Tout récemment nous voyons Flotman et Orthman rapporter chacun un cas favorable.

Au congrès de chirurgie de 1899, Delangre, de Tournai, après avoir été un partisan de la laparotomie, donne 16 cas de colpotomie avec succès.

Nous avons pu nous-même réunir 46 observations dans les services où nous avons eu l'avantage d'être externe. On verra plus loin les détails de ces différents cas. Nous nous bornerons pour le moment à voir que 32 fois il y a eu incision simple de la poche. Dans 14 cas, l'ablation des annexes fut pratiquée, soit d'un seul, soit des deux côtés.

Il y a eu ablation de la trompe et de l'ovaire, ou de l'ovaire seul suivant l'étendue des lésions.

Dans un seul cas nous avons observé un décès. On verra plus loin les détails de ce cas, dans lequel il y eut ablation de l'ovaire et de la trompe gauche, et ablation de la trompe droite. Tous les autres se terminèrent par la guérison.

Nous devons enfin à la bienveillance de notre sœur une observation d'hématocèle traitée avec succès par M. Poncet par la colpotomie et que nous rapportons plus loin.

En résumé nous avons pu réunir :

277 observations d'hématocèles qui, traitées par la voie vaginale, ont donné les résultats suivants :

    228 guérisons simples ;

    4 guérisons malgré la suppuration ;

    1 guérison après hystérectomie ;

14 guérisons après ablation d'annexes ;

3 récidives ;

26 morts.

Ces résultats nous montrent que la voie vaginale nous fournit des résultats définitifs excellents ; qu'elle est une opération simple, avec une mortalité très faible, depuis l'introduction de l'emploi courant de l'antisepsie et c'est pourquoi nous n'hésitons pas à la considérer comme l'intervention de choix.

# CHAPITRE V

## Observations

### OBSERVATION I
(M. le professeur Poncet).

M..., Alexandrine, 36 ans, entre salle Ste-Anne, le 24 avril, 1893, pour des accidents d'hématocèle.

Réglée à 15 ans. Mariée à 19. Pas d'enfants.

Il y a 12 ans, légères douleurs annexielles avec pertes blanches, puis métrorrhagies très abondantes, peut-être à cause d'un avortement, qui se reproduisirent de loin en loin ; on lui faisait des cautérisations à cette époque à l'acide chromique. Les douleurs abdominales ont toujours persisté.

Actuellement on trouve une tumeur du volume d'une tête d'adulte, surtout saillante à gauche. Utérus en ante-version.

Cul-de-sac postérieur et cul-de-sac droit libres ; cul-de-sac gauche effacé.

La tumeur est fluctuante.

25 avril, colpotomie.

La malade sort guérie le 13 mai.

## OBSERVATION II

### (Mlle K. Gorvitz).

Mme Ch..., 38 ans, marchande, réglée à 14 ans, régulièrement, avec quelque douleurs au moment des règles. Mariée
à 17 ans. Un accouchement à 18 ans. En 1888, nouvelle
grossesse. Pas de fausses couches.

A la fin de juin 1899, après un arrêt de règles de 2 mois
et des signes de grossesse, la malade fut prise de douleurs
abdominales et commença à perdre un peu de sang par le
vagin. La douleur va progressant et devient extrême. Ténesme
rectal et vésical.

A l'examen, on constate une violente douleur abdominale
qui rend l'examen très difficile. On sent une masse volumineuse, pâteuse, douloureuse, mal délimitée latéralement.

Vagin chaud, col utérin gros, entr'ouvert. Utérus un peu
gros, immobilisé par la masse qui bombe dans le cul-de-sac
postérieur et qui paraît occuper tout le petit bassin, surtout
accentuée à gauche. Le refoulement de la masse en arrière
amène un soulagement immédiat.

Onze jours plus tard, nouvelle poussée du côté de la tumeur
qui remonte à un travers de doigt au-dessus de l'ombilic.
La palpation n'en est plus douloureuse. La masse fait dans
le vagin une saillie considérable, et le doigt détermine une
crépitation sanguine. L'utérus est refoulé contre le pubis.

M. le professeur Poncet, en présence de la bénignité des
symptômes, emploie le traitement médical (repos, glace sur
le ventre, etc.).

Le 19 juillet, la température s'élevant, la malade est opérée par lui.

Colpotomie qui donne issue à du sang et des caillots.
Hémostase des lèvres de la plaie par un surjet au catgut.
Drainage de la poche par un drain en croix. Suites opératoires simples; la désinfection du vagin est assurée par des
lavages à l'eau bouillie. Des caillots continuent à s'écouler

— 53 —

spontanément au dehors. Le drainage est supprimé le 25 juillet, mais des mèches de gaze continuent à assurer le drainage. La malade sort guérie le 4 août.


## OBSERVATION III
### (M. Pollosson).

Marie P...., 28 ans, entre, le 23 novembre 1898, salle Ste-Marguerite, n° 1.

Réglée à 14 ans, régulièrement. Mariée, a eu trois enfants, deux fausses couches.

Il y a 18 mois, salpingite à gauche.

Depuis lors, elle souffre au moment de ses règles. Trois semaines avant son entrée à l'hôpital, la malade est prise d'une douleur très violente et d'accidents inflammatoires.

La malade, à son entrée, présente une collection volumineuse qui remonte jusqu'à l'ombilic ; elle a refoulé l'utérus en avant et bombe dans le cul-de-sac postérieur. Elle paraît plus développée du côté droit.

Ponction le 26 novembre.

Drainage par une éponge. La malade sort guérie le 15 décembre.


## OBSERVATION IV
### (M. Laroyenne.)

Marie L..., 36 ans, entrée salle Sainte-Thérèse, le 7 février 1899.

La malade, italienne, donne des renseignements insuffisants sur le début de son affection qui remonterait à deux mois.

Elle porte une volumineuse collection qui remonte à trois travers de doigt au-dessus du pubis ; elle fait saillie dans le vagin surtout à gauche.

Colpotomie et ablation de la trompe gauche. Elle sort guérie le 25 février.

## OBSERVATION V

### (M. Laroyenne.)

Louise A..., 52 ans.

Hématocèle rétro-utérine volumineuse.

La malade est opérée le 17 avril, 1898, la colpotomie est suivie de l'ablation de la trompe gauche. La malade sort guérie le 13 mars.

## OBSERVATION VI

### (M. Laroyenne.)

Louise C..., 31 ans.

Un accouchement et une fausse couche antérieure. La malade est réglée depuis quelque temps d'une façon irrégulière

Comme elle perd continuellement depuis une semaine, elle entre à la Charité le 24 août 1898.

Elle porte alors une collection volumineuse, dure, saillante dans le cul de sac postérieur, qui est ouverte le 24 août. La malade sort guérie le 28 septembre.

## OBSERVATION VII

### (M. Laroyenne.)

Augustine M...., entrée salle Sainte-Thérèse, le 29 août 1899, 34 ans. Réglée à 14 ans. Trois grossesses, deux fausses couches.

Après un léger retard de règles, la malade perd un peu en rouge. Le début des accidents remonterait au mois de mai.

Les douleurs se sont accentuées depuis une quinzaine de jours. A son entrée à l'hôpital, la malade présente une collection dure, volumineuse, saillante dans le cul de sac postérieur.

Elle est colpotomisée le 31 octobre 1898. La trompe gauche est enlevée. Une éponge assure le drainage. La malade sort guérie le 14 octobre.

## OBSERVATION VIII

### M. Condamin.)

Hématocèle. — Ponction et débridement par la voie vaginale : ablation d'une trompe et d'un ovaire malades par la voie vaginale.

Ch... B.,32 ans, boulangère, née à Marol (Isère), demeurant à Lyon, chemin de Baraban, 32 ; entrée à la Charité, salle Sainte-Thérèse le 31 juillet 1896.

Réglée à 14 ans, et depuis toujours régulièrement ; deux grossesses normales et une fausse couche de quatre mois, dans l'intervalle des deux grossesses. Il y a un mois, huit jour après la fin des dernières règles, la malade fut prise de douleurs dans le bas-ventre et cela très brusquement. Le premier jour, ces douleurs durèrent deux heures pour cesser après.

Pendant les 12e jours suivants, elle vit survenir régulièrement ces phénomènes douloureux qui l'obligèrent plusieurs fois à s'aliter.

Vers le milieu de juillet elle fut prise d'une douleur de même nature que les précédentes, mais plus intense et depuis ce moment elle n'a pas quitté le lit que pour entrer à l'hôpital.

A l'examen, à cause des douleurs provoquées, on trouve une masse molle, à limites peu précises, dans le cul-de-sac de Douglas et le cul-de-sac latéral gauche.

Séance tenante, le vagin est incisé. Il s'écoule d'abord un liquide sanguin, noirâtre, puis des caillots : curetage à la cuiller et à l'éponge de la poche hématique ; au milieu des caillots on enlève une masse charnue, analogue comme consistance à du placenta (n'a pas été examinée au microscope).

On perçoit aussi une grosse trompe et un ovaire volumineux que l'on attire dans le vagin et que l'on enlève après avoir placé une pince sur le pédicule.

L'ensemble de la cavité rétro-utérine est comblée par trois

longues mèches de gaze iodoformée ; une éponge est ensuite placée à cheval sur la brèche vaginale.

Les suites furent des plus simples. Après trois jours, on enlève l'éponge et cinq jours les mèches de gaze qui furent changés. 17 jours après l'opération, la malade pouvait rentrer chez elle complètement guérie. Devait revenir s'il survenait quelque chose d'anormal. N'a pas été revue.

## OBSERVATION IX.

### (M. CONDAMIN).

HÉMATOCÈLE. — PONCTION ET DÉBRIDEMENT VAGINAL. — ABLATION D'UNE TROMPE VOLUMINEUSE PAR SALPINGO-TRIPSIE.

C. C..., 31 ans, demeurant à Lyon, route d'Heyrieux, 146, fileuse, entrée à la Charité le 19 février 1895.

Premières règles à 16 ans. Jamais de douleur au moment de la menstruation qui dure 4 à 5 jours. Trois couches normales, la dernière, il y a 14 mois.

A eu ses dernières règles le 5 décembre 1894. Au mois de décembre, la malade aurait fait une chute en arrière et, depuis ce moment, éprouverait des douleurs dans le bas-ventre, les règles ont manqué au mois de janvier. Elle se crut enceinte, ayant eu, en outre, divers troubles digestifs, nausées, vomissements, dégoût de la viande.

Il y a trois semaines, après plusieurs jours de constipation opiniâtre, la malade fut prise d'une douleur très vive en allant à la selle ; à partir de ce moment, à chaque selle, elle était prise de nausées, de céphalalgie avec vertige ; à la même époque, elle fut atteinte d'impotence presque absolue du membre inférieur droit : rétention d'urine plus ou moins complète. Un vésicatoire appliqué à ce moment l'aurait sensiblement soulagée. Vers le commencement de février, ses règles revinrent. Elles étaient sanguinolentes, parfois jaunâtres, un peu fétides : elle aurait trouvé, dans les linges avec lesquels elle se garnissait, des fausses membranes. Ces pertes

n'ont duré que trois jours. Le ventre, qui était assez fortement ballonné, aurait diminué à ce moment. A partir de ce
moment, les douleurs sont à peu près nulles quand la malade garde le repos.

A l'examen on constate une masse dure, non douloureuse
à la pression. Elle occupe tout le cul-de-sac de Douglas, et
une grande partie du cul-de-sac latéral gauche. On sent à ce
niveau sous le doigt vaginal un fort battement artériel.

On porte le diagnostic de grossesse extra-utérine tubaire,
rompue dans le péritoine.

*22 février 1895.* — Ponction et large débridement vaginal
Ecoulement d'un peu de sang noirâtre et de gros caillots
fibrineux.

On enlève par salpingo-tripsie la trompe droite qui est
assez adhérente aux parties voisines. La poche bien nettoyée
et débarrassée de la plus grande partie des fragments de la
trompe, est tamponnée avec de la gaze iodoformée, soutenue
elle-même par une éponge placée à cheval sur la brèche vaginale.

*9 mars 1896.* — La malade va très bien, elle ne souffre
plus, marche bien et quitte le service ayant encore une
mèche dans le trajet vaginal qui n'est pas encore fermé.

*19 avril 1896.* — La malade va très bien, a repris son
travail. L'utérus est en position parfaite et l'on ne trouve
dans le cul-de-sac qu'un peu d'induration indolore, au niveau de la plaie opératoire.

## OBSERVATION X

### (M. CONDAMIN).

HÉMATOCÈLE. PONCTION ET DÉBRIDEMENT PAR LA VOIE VAGINALE.
ABLATION D'UNE GROSSE TROMPE PAR LE VAGIN.

C. S., 28 ans, repasseuse, demeurant à Lyon, 5, rue Jean-
de-Tournes, entre à la Charité, salle Ste-Marie, le 9 fév. 1895.
Réglée à 14 ans. Les règles, jusqu'au moment de son mariage, duraient huit jours. Après le mariage, elles ne duraient

plus que quatre jours avec un peu d'avance. Deux accouchements à terme, il y a 9 et 5 ans. Il y a deux ans, a fait une fausse couche.

Les dernières règles qui remontent à un mois ont été anormales et c'est depuis ce moment qu'elle souffre. Elles durèrent huit jours pour cesser pendant cinq jours et reparaître ensuite. Dès le début a eu des vomissements et des douleurs assez fortes. La marche est à peu près impossible. A plusieurs reprises a éprouvé de fortes douleurs en allant à la selle. Faux besoin avec ténesme.

A l'examen on sent dans le cul-de-sac de Douglas une grosse masse qui se continue à droite et à gauche: légèrement bosselée, elle ne paraît pas adhérente au vagin.

On porte le diagnostic d'hématocèle par rupture d'une poche tubaire renfermant un fœtus ectopique.

*20 février 1895.* — Ponction et large débridement du vagin. Il s'écoule une certaine quantité de sang. On enlève les caillots à la cuiller et l'on nettoie la cavité avec une éponge. On trouve du côté droit et assez haut une masse arrondie, qui paraît appartenir à la trompe et qui a le volume d'une mandarine, on la décortique des parties voisines, on l'attire dans le vagin et on l'enlève. C'était effectivement une trompe considérablement augmentée de volume, et ne renfermant, dans son intérieur, que des caillots sanguins.

Pansement habituel.

Les suites furent très simples, et 15 jours après pouvait rentrer chez elle, ne souffrant plus, ne ressentant aucun malaise.

## OBSERVATION XI

### (M. CONDAMIN).

HÉMATOCÈLE : GROSSESSE EXTRA-UTÉRINE PROBABLE ET RUPTURE TUBAIRE. — INCISION VAGINALE. — ABLATION DE LA TROMPE DROITE CONTENANT DES CAILLOTS ET DES DÉBRIS PLACENTAIRES.

D. C., entre à la Charité le 9 mai 1895, âgée de 33 ans, blanchisseuse, demeurant rue Voltaire, 39, à Lyon.

Réglée à 12 ans. Menstruation régulière durant huit jours. A eu deux enfants, dont l'un est mort. Rougeole à 14 ans. Fièvre typhoïde à 26 ans ; soignée à l'Hôtel-Dieu à l'âge de 24 ans pour une métrite consécutive à son accouchement, elle y contracta la scarlatine. Depuis cet accouchement, les règles sont un peu irrégulières et douloureuses. Souvent elle était obligée de se coucher. La malade attendait ses règles le 10 mars 1895, elles n'ont reparu que le 6 avril 1895.

Etat général médiocre: constipation tenace. Légère cystite. La malade urine huit à dix fois par jour et deux fois la nuit.

Depuis l'époque où ses règles sont revenues (avril), elle a eu des pertes sanguinolentes ou jaunes à peu près continuel-lement avec phénomènes douloureux variables.

A son entrée à la Charité, on constate en arrière de l'utérus une masse dure, volumineuse, refoulant l'utérus en avant. Le cul-de-sac latéral droit est en partie effacé par la tuméfaction.

12 *mai.* — Ponction et débridement vaginal. Ecoulement de sang noirâtre. Nombreux caillots. Nettoyage complet de la poche.

On trouve dans celle-ci la trompe droite volumineuse. On l'attire dans le vagin et on l'enlève, après avoir placé une pince sur son pédicule. Elle renferme des caillots sanguins et des débris nettement placentaires. On ne voit pas l'ouverture de la rupture, à cause de la dilacération subie par la trompe pendant les mouvements de décortication et d'ablation.

Pansement habituel.

15 *mai.* — On enlève l'éponge qui est remplacée par une mèche de gaze.

Pendant toute la suite de l'opération, la malade n'a pas eu de température.

Le jour où la mèche de gaze iodoformée fut changée, il y eut, comme on le constate habituellement, une légère élévation ne dépassant pas 38.5.

4 *juin* 1895. — La malade va très bien, le trajet est complè-

ment oblitéré. Elle peut marcher et travailler longtemps sans
souffrir. Etat général bon.

## OBSERVATION XII

### (M. Condamin).

Hématocèle. — Ponction et débridement vaginal. — Abla_
tion de la trompe gauche par le vagin.

G..., âgée de 28 ans, demeurant à Lyon, rue Bellecombe.
Tisseuse, entre à la Charité. le 15 février 1895.

Réglée à 14 ans. Les règles n'ont jamais été douloureuses.
Elles duraient 4 à 5 jours. Elle a eu deux enfants. Le dernier a 10 ans.

Il y a un mois 1/2, au moment de ses règles, la malade a
éprouvé de violentes douleurs, qu'elle compare à des douleurs d'accouchement.

Les règles n'ont pas été normales. Elles ont duré 8 jours,
et après la malade a continué à souffrir. Puis, 1! jours après,
est survenu une abondante perte qui force la patiente à s'aliter. Un seul vomissement, il y a 15 jours.

Miction facile, mais un peu douloureuse à la fin. Aucun
trouble de la défécation.

A l'examen, on constate que le col est ramolli et entr'ouvert.
Le col utérin est repoussé en avant, derrière le pubis. Dans
le Douglas, on sent une masse dure, immobile, qui arrive
jusqu'à la paroi abdominale, en arrière du fond de l'utérus.

On diagnostique une hématocèle peut-être liée à une
rupture tubaire.

22 *février* 1895. — Débridement vaginal. Il s'écoule du
sang et l'on retire une grande quantité de caillots.

La trompe gauche est volumineuse, dans un point tortueuse.

On l'enlève par la voie vaginale. Les parois sont épaissies.
Elle renferme des caillots sanguins, mais pas de trace de
placenta.

On ne sent pas la trompe droite.

18 *mars* 1895. — La malade s'en va, ne souffrant plus. Mais à l'examen pratiqué à ce moment, on trouve les annexes droites un peu volumineuses.

La malade n'a pas été revue.


## OBSERVATION XIII

HÉMATOCÈLE RÉTRO-UTÉRINE SURTOUT DÉVELOPPÉE A GAUCHE. TROMPE VOLUMINEUSE ET PARAISSANT RUPTURÉE. ABLATION DE CELLE-CI PAR LA VOIE VAGINALE.

M..., âgée de 37 ans, lingère, entre à la Charité le 17 mai 1896, salle Ste-Thérèse. Pas de passé pathologique sérieux. N'a eu ni enfants, ni fausse-couche. Les règles sont régulières ordinairement.

Il y a trois semaines, fin avril 1896, les règles ne vinrent pas comme d'habitude. Elles furent très peu abondantes, cessent quelques jours pour reprendre et durent jusqu'à son entrée à la Charité.

Le début eut lieu assez brusquement par des douleurs vives, mais qui n'obligèrent pas la malade à garder le lit puisqu'elle travailla encore 8 jours.

Elle n'eut pas de vomissement.

A son entrée à l'hôpital, on constate, un col petit, effacé, bien fermé.

Il est très abaissé et fortement dirigé en avant. Dans le cul-de-sac gauche et en arrière on sent une grande masse dure, bien perceptible par le palper bimanuel.

Douleurs assez vives à droite, mais on ne perçoit rien d'anormal de ce côté.

18 *mai* 1896. — Ponction et débridement du cul-de-sac vaginal bombant fortement en arrière et un peu à gauche.

Il sort un liquide poisseux, noirâtre, puis de gros caillots : on fait à l'éponge et à la cuiller une toilette soignée de la poche.

On trouve que la poche gauche est volumineuse. Peut-être un endroit déchiré représente-t-il la rupture ?

On l'attire dans le vagin, on place une pince sur le pédicule et on l'extrait. Dans son intérieur on trouve quelques fongosités ressemblant à des débris placentaires, mais sans qu'on puisse l'affirmer.

Eponge pour l'hémostase. Trois jours après on la remplace par une mèche de gaze iodoformée.

*3 juin* 1896. — On constate que l'orifice de l'incision vaginale s'est refermée un peu tôt. On le dilate avec le doigt et l'on y introduit une mèche de gaz iodoformée.

*7 juin* 1896. — La malade sort allant très bien. Dans la suite, elle revient à la consultation gratuite pour son pansement vaginal. Son état est très satisfaisant, elle ne souffre pas en marchant et reprend son travail.

## OBSERVATION XIV.

### (M. Condamin).

HÉMATOCÈLE PAR RUPTURE D'UN KYSTE FŒTAL TUBAIRE. INCISION ET DÉBRIDEMENT VAGINAL. ABLATION DE LA TROMPE AYANT DONNÉ LIEU À LA GROSSESSE EXTRA-UTÉRINE.

C. T. âgée de 25 ans, demeurant à Lyon, rue St-Hélène, couturière, entre à la Charité, salle St-Thérèse, le 11 août 1896. Pas de passé pathologique, mais a souffert du ventre à plusieurs reprises n'a eu ni enfants, ni fausse couche. Les règles n'ont jamais été régulières ; elles avançaient toujours.

En mai 1896, ses règles manquèrent jusqu'en juillet. A ce moment la malade dut se mettre au lit pour des douleurs assez vives s'accompagnant de vomissements et d'un état général très grave, puisque on la crut perdue, d'après les propres paroles de la malade. Peu de jours après ce début assez brusque, elle eut des métrorhagies qui persistèrent plus ou moins abondantes jusqu'à son entrée à la Charité. Peu de jours après le début des accidents, cette femme s'aperçut d'une montée et d'un écoulement de lait.

A son entrée à la clinique de gynécologie, on constate la persistance de ses métrorhagies : elle souffre toujours du ventre, mais, dit- elle, ses douleurs ne sont rien en comparaison de celles qu'elle a éprouvées précédemment. Par le palper abdominal, on sent dans le flanc droit sur les côtés de l'utérus, une masse dure et douloureuse difficile à circonscrire.

Par le toucher vagino-abdominal, on se rend compte qu'il existe une tuméfaction considérable du cul-de-sac postérieur. Il existe là une collection dure et tendue.

*11 août 1896*. —M. Condamin incise largement le cul-de-sac postérieur, après la ponction avec le trocart de Laroyenne, on arrive dans une cavité remplie de caillots que l'on enlève soit avec une cuillère ordinaire, soit avec une éponge montée sur une pince.

On ramène en même temps un fœtus de deux mois environ.

En explorant la cavité qui renfermait les caillots, on trouve une masse charnue, présentant un orifice et qui n'est autre chose que la trompe rompue.

Elle est volumineuse, à paroi considérablement épaissie, présentant encore dans son intérieur des débris placentaires.

On l'attire assez facilement dans le vagin, on place une pince sur son pédicule et on l'extrait.

Pièce en main on se rend pas bien compte du lieu d'insertion du placenta.

Suivant la méthode de Laroyenne, une éponge est placée à cheval sur la cavité et le vagin. Elle ne suffit pas à arrêter complètement l'hémorrhagie. On en place une seconde plus volumineuse et la malade est reportée dans son lit. On laisse pendant les premiers jours qui suivent l'opération une vessie de glace sur le ventre de la malade séparée par un linge. Il se produit à ce niveau une teinte bronzée particulière, qui fait croire tout d'abord à une gelure ; mais il n'y eut à la suite, ni desquamation, ni chute de l'épiderme :

On ne sait à quoi attribuer cette coloration noirâtre de la peau qui avait été en contact avec la glace.

La sœur du service aurait déjà observé une fois cette coloration bronzée de la peau après des applications prolongées de glace et sans qu'il se fût agi de gelure.

L'éponge fut enlevée trois jours après l'opération et remplacée par des lanières de gaze iodoformée. Les suites opératoires furent des plus simples.

L'état général de la malade se remonta rapidement et quinze jours après cette intervention, la malade put rentrer chez elle complètement guérie.

Doit revenir, s'il survient quelque chose d'anormal.

## OBSERVATION XV.

### (M. Condamin).

HÉMATOCÈLE RÉTRO-UTÉRIN. — DEUX TROMPES VOLUMINEUSES, AU MILIEU DES CAILLOTS SONT ENLEVÉES PAR LA VOIE VAGINALE.

B... M., âgée de 26 ans, ménagère à St-Fons (Rhône), entre à la Charité le 13 avril 1896.

Réglée à 16 ans. Menstruation régulière, mais peu abondante. Quelques pertes blanches, trois accouchements antérieurs normaux. A toujours joui d'une bonne santé.

Depuis deux mois, éprouve des douleurs du côté droit, se manifestant plus vivement au moment des règles.

Il y a un mois, les douleurs augmentèrent et devinrent continues.

Constipation ordinaire. Urines normales.

Au toucher vaginal, on sent une masse dans le cul-de-sac postérieur, se portant surtout vers le côté droit. Cette masse n'a pas la dureté habituelle des collections purulentes pelviennes.

*Opération*. — Ponction et débridement large du cul-de-sac postérieur. Il sort quelques gouttes de sang, puis les doigts introduits dans la cavité ramènent quelques gros caillots hématiques. Au milieu d'eux, on trouve deux trompes volumineuses que l'on enlève. L'ovaire droit est volumineux, on l'enlève également.

Éponge sur la section vaginale pour l'hémotase.

Les pinces placées sur les deux pédicules sont enlevées après 48 heures.

25 *avril* 1896. — La malade sort du service. Le trajet vagino-abdominal n'est pas encore fermé complètement. On le maintient béant encore pendant quelque temps par des mèches de gaze iodoformée. La malade va très bien, comme on a pu le constater à la consultation gratuite où elle est revenue se montrer.

## OBSERVATION XVI

### (M. Pollosson)

Q... Marie, 29 ans, entre salle Sainte-Marguerite le 31 octobre 1898, pour des pertes qui ont commencé le premier octobre, douze jours après les règles de septembre. Pertes peu abondantes, continues, avec douleurs localisées surtout à droite.

A l'examen, on constate une masse volumineuse, sensible à la pression, qui occupe le cul-de-sac postérieur et s'étendant à gauche.

16 Novembre. Colpotomie. La poche renferme au milieu des caillots, des débris placentaires. La trompe gauche est enlevée. La poche est drainée au moyen d'une éponge.

La température qui oscillait entre 37 et 37,6 s'élève le soir de l'opération à 38, le 2ᵉ jour à 39, 2, le 3ᵉ jour à 39, 8. L'éponge est enlevée et la température retombe immédiatement.

La malade sort guérie le 10 décembre.

## OBSERVATION XVII

### (M. Pollosson.)

Marie G..., 23 ans, entre salle Sainte-Marguerite le 18 mai 1898, pour des accidents abdominaux dont il est difficile de

préciser la durée. Cette femme en effet souffre depuis longtemps.

Il y a deux ans, à la suite d'un avortement, elle présenta
des phénomènes de rétention placentaire et fut soignée pour
cela à la Charité.

Depuis, elle a toujours eu des troubles annexiels.

Au moment de son entrée, elle présentait un retard de règles
d'un mois, avec vomissements, nausées, tuméfaction des
seins.

Le toucher vaginal montre l'existence d'une collection oc-
cupant la partie droite du cul-de-sac postérieur.

Elle est opérée le 25 mai ; colpotomie : on enlève avec le
sang des débris placentaires. Ablation de la trompe gauche et
du placenta inséré sur elle. Drainage simplement avec un
drain en caoutchouc.

Suites simples ; une petite poche de péritonite circonscrite
qui se produisit au cours du traitement fut ouverte également par le cul-de-sac postérieur.

La malade sort guérie le 16 juillet.


## OBSERVATION XVIII

### (M. Laroyenne).

Mme L. P..., 30 ans. Réglée à 14 ans, régulièrement.
Mariée à 19 ans. Une grossesse normale à 21 ans. Deux ans
plus tard, une fausse couche de 3 mois. Depuis cette époque,
la malade a toujours souffert dans la région ovarienne.

Les douleurs se sont accrues depuis quelques mois ; la
malade a perdu légèrement en rouge. Elle entre à la Charité
le 30 novembre 1899. On constate à ce moment dans le cul-
de-sac postérieur une grosse masse liquide, fluctuante, très
accessible par le rectum.

Ponction au trocart ; il s'écoule un liquide clair qui, à la
fin, devient rosé.

On débride au métrotome et on pénètre dans une poche

dont le fond est tapissé par des caillots au milieu desquels est englobée la trompe droite qu'il est difficile de décortiquer et de retrouver ; on en enlève une portion. Ablation de la trompe gauche et de l'ovaire aplati, fibreux.

La malade prend des phénomènes infectieux et meurt le 9 décembre 1899.

Nous ne rapportons ici que ces 18 cas d'hématocèle où le traitement a présenté quelques particularités.

Dans les 28 autres cas, l'affection n'a présenté de particularités, ni dans les symptômes, ni dans le traitement et pour éviter des redites, nous ne faisons que faire mention de ces observations, qui toutes nous ont été fournies par nos maîtres, MM. les professeurs Condamin et Laroyenne.

# CONCLUSIONS

Pendant nos études cliniques, nous avons eu maintes fois l'occasion de voir traiter des hématocèles rétro-utérines par l'incision du cul-de-sac vaginal postérieur.

Les indications de cette opération nous ont paru des plus nettes et il nous a semblé que la colpotomie postérieure était bien le traitement de choix de l'hématocèle.

Nous avons cru, dans tous les cas, particulièrement intéressant d'étudier ce sujet au double point de vue dont nous venons de parler.

Nous avons pu réunir dans la littérature chirurgicale 231 observations de colpotomie ; nous y ajoutons 46 observations personnelles que nous avons pu recueillir, pour la plupart, pendant notre externat, dans les services de nos maîtres. Il ressort très nettement de l'ensemble de ces faits que l'incision du cul-de-sac postérieur constitue, en un moment donné, dans le traitement de l'hématocèle retro-utérine, une excellente opération, qui en fait, dans cette maladie, le traitement de choix.

On doit, en effet, la considérer comme bénigne ;

dans les 231 cas qui ont été publiés, nous avons trouvé 25 décès, mais il faut remarquer que 24 sont rapportés par Zweifel, datent d'une époque déjà ancienne, où toute opération prenait un caractère grave. Les statistiques plus récentes donnent des résultats bien meilleurs, ainsi que le montre l'étude des différentes thèses que nous avons indiquées; les 46 cas que nous avons observés ont donné seulement un décès.

La gravité de la colpotomie serait, d'une façon générale, beaucoup moins grande que celle de la laparotomie.

Ainsi que nous le montrons dans quatorze observations, la colpotomie permet d'intervenir suffisamment sur la lésion causale (trompe rompue, placenta, etc.)

Une dernière considération plaide encore en faveur de l'incision du cul-de-sac postérieur : une telle opération ne laisse aucune cicatrice apparente et n'expose pas à une éventration ultérieure qui est une des complications éloignées du traitement par la laparotomie.

# BIBLIOGRAPHIE


Belzer. — Th. de Bordeaux, 1898. L'expectation et l'intervention dans le traitement de l'hématocèle rétro-utérine.

Bernutz. — *Arch. gén. de Méd.*, 1849.

Bertrand. — Th. de Nancy, 1895. De l'hématocèle ante-utérine.

Binaud. — Th. de Bordeaux, 1892. Hématocèle pelvienne intra-péritonéale.

Boisleux. — Congrès de Chirurgie, 1894.

Bouilly, — *Bul. et Mém. de la Société de Chir.*, 1896, XXII, p. 86. Congrès de Chir., 1895.

Boullé. — Th. de Paris, 1895. Contribution à l'étude du traitement de l'hématocèle rétro-utérine.

Pourdon. — *Rev. Médicale*, juillet, août, sept. 1841.

Caurelat. — Th. Paris, 1895. Hémato-salpinx.

Cestan. — Th. Paris, 1894. Des hémorrhagies intra-péritonéales et de l'hématocèle pelvienne.

Chaput. — *Bul. et Mém. de la Société de Chir.*, 1896, XXII, p. 70.

Condamin. — *Ann. de Tocol.*, 1894; *Arch. de Tocol.*, fév. 1895.
— Traitement par la voie vaginale des hématocèles.
— Traitement des hématocèles par la voie vaginale. Nécessité de l'ablation concomitante des annexes malades (En cours de public.).

Coulon. — Th. Bordeaux, 1890. — Contribution à l'étude de l'hémato-salpinx.

Daszkiewicz. — Th. Breslau 1884.

De la Nière. — Th. Paris 1893. Contribution à l'étude de l'hématocèle post-opératoire.

Devalz. — Th. Paris 1858. — Du variocèle ovarien et de son influence dans le développement de l'hématocèle rétro-utérine.

Duhrssen. — *Arch. für Gyn.*, 1899, B. 54, H. 2.

Fehling. — Die Bedentung der Tubenruptur und des Tubaraborts für Verlauf, Prognose und Therapie der Tubarschwangerschaft. *Zeit. fur Geb. und. Gyn.* B. XXXVIII, H. 1.

Fluthmann. — *Arch. für Gyn.* B. 36, p. 258.

Fritsch. — Traité des maladies des femmes.

Gallard. — Mémoire sur les hématocèles péri-utérines et spontanées. *Arch. gén. de Méd.*, 1860.

Gallatier. — Th. Paris 1887. Contribution à l'étude de l'hématocèle vaginale.

Gaston. — Th. 1894.

Giuseppe Giglio. — 12 casi di hematocele pelvico-intraperitoneale da aborto tubarico e tubo ovarico. *Annali di Ostetricia e Ginecologia*, 1898, n° 5 et 6.

Guyon. — *Arch. de Tocologie.*

Gusserow. — *Arch. für Gyn.* B. XXXIX, H. 1.

Henrotay. — *Bull. de la Soc. belge de Gyn. et d'Obst.*, 1894.

Howard, A. Kelly. — *Operative Gynecology*, New-York. 1898, II, 453.

Lejars. — Un fait d'hématocèle péritonéo-pelvienne, traitée par l'incision ischio-rectale. *Ann. de Gyn.*, 1855, XLIV, 449.

Lemichez. — Th. Paris 1898. Hématocèle para-vaginale.

Lert. — Th. Montpellier, 1898. De l'hématocèle rétro-utérine et son traitement par la colpotomie.

Martin. — Zur kenntniss der Tubarschvengerschaft. *Monats. für Geb. und Gyn.*, 1897. B. V. H. 1.

Melon. — Th. de Bordeaux, 1888. Traitement de l'hématocèle péri-utérine par l'incision vaginale.

Morigny.— Th. Paris 1891. Contribution à l'étude pathol
et traitement de l'hématocèle rétro-utérine.

Muret (de Lausanne). — Avortement tubaire et rupture de la
trompe gravide. *Rev. de Gyn. et de Chir. abdominale*,
n° 2, p. 195.

Oui. — Th. Lyon, 1895. Traitement de l'hématocèle rétro-
utérine.

Picqué. — *Bulletin et Mémoires de la Societé de Chir.*, 1896.
XXII, p. 30.

Poncet. — Th. d'agrégation, 1878.

Reynier.— *Bull. et Mém. de la Soc. de Chir.*, 1896, XXII,
p. 44,113,706.

Ricard.— *Bull. et Mém. de la Soc. de Chir.*, 1896., XXII,
p. 117.

Rochet. — Neuf obs. de grossesse tubaire rompue. *Bull.
de la Soc. belge de Gyn.*, Bruxelles 1898, t. IXn° 2,p.32.

Rosenblat.—Th. Paris 1896. Incision du cul-de-sac postérieur
dans les suppurations et dans les hématocèles pelviennes.

Rossier.— *Centralblatt für Gyn.*, 1897, p. 816.

Routier.— *Bull. et Mém. de la Soc. de Chir.*, 1896, XXII., p. 49

Sanger. — *Centralblatt für Gyn.*, 1893.

Schwartz. — *Bull. et Mém. de la Soc. de Chir.*, 1896, XXII.
p. 86.

Surer. — Th. Paris, 1890. Hématocèle intra-péritonéale
spontanée chez la femme.

Lawson-Tait. — Traité clinique des maladies des femmes.

Taylor. — Extra-uterine pregnancy. *The Bristish Journal.*
mai et août 1898.

Terrier.— *Bull. et Mém. de la Soc. de Chir.*, 1896, XXII, p. 119.

Thévenard. — Th. de Paris, 1896. Hématocèle rétro-utérine.

Tuffier. — *Bull. et Mém. de la Soc. de Chir.*, 1896, XXII,
p. 108.

Wallaert. — Th. de Lille, 1894. Du traitement de l'héma-
cèle rétro-utérine.

Wertheimer. — *Centralblatt für Gyn.*, 189

Zweifel. — *Arch. für Gyn.*, B. XLI, p.


77.802. — Imp. P. Legendre et C^ie (Anc. Maison A. Waltener), Lyon.

www.ingramcontent.com/pod-product-compliance
Ingram Content Group UK Ltd.
Pitfield, Milton Keynes, MK11 3LW, UK
UKHW022305120726
13694UKWH00003B/1262